L'ultime e Guide pour

Vieillissement en bonne santé

Une approche équilibrée pour une vie saine

Par Shiv Kumar

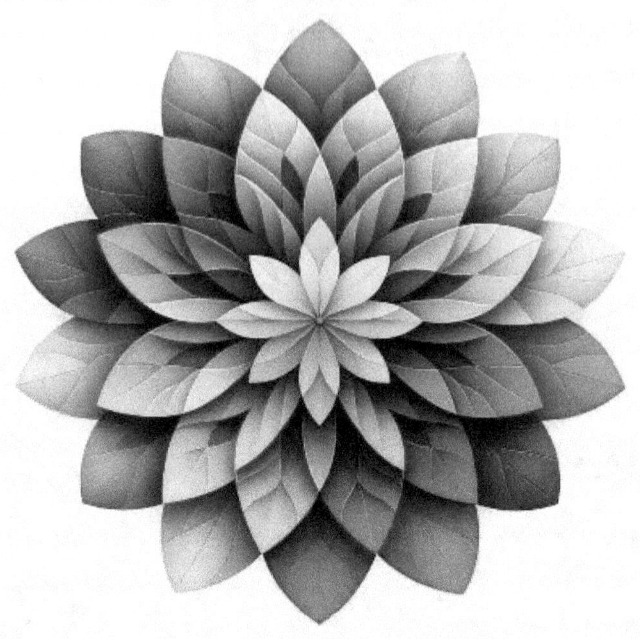

Clause de non-responsabilité

Les informations fournies dans ce livre sont destinées à des fins d'information et d'éducation uniquement. Elles ne remplacent pas les conseils, le diagnostic ou le traitement d'un professionnel de la santé.

Veuillez ignorer toute erreur de traduction car ce livre a été traduit de l'anglais.

PRÉFACE

On ne vit qu'une fois. Alors, pourquoi ne pas tirer le meilleur parti de cette vie qui s'offre à vous ? C'est peut-être ce que veulent faire la plupart des gens.

Mais il y a un problème. À partir d'un certain âge, le corps s'affaiblit. Parfois, vous êtes même épuisé mentalement et émotionnellement. Et tous vos rêves et aspirations s'évanouissent faute d'une bonne santé. Avez-vous vu le problème ?

Mais ne vous inquiétez pas, ce livre est précisément là pour vous aider à cet égard. Il vous aidera à maintenir, à développer et à améliorer votre forme physique à mesure que vous vieillissez. Je sais que cela semble difficile. En réalité, ce n'est pas le cas, si vous faites les efforts nécessaires dans la bonne direction.

Permettez-moi une analogie. Imaginez que vous ayez acheté une nouvelle voiture. Vous l'avez utilisée pendant un an, sur tous les terrains, sans aucun problème. Mais peu à peu, l'usure commence à se faire sentir. Et comme vous n'avez pas entretenu la voiture et que vous l'avez également utilisée de manière inappropriée, vous risquez d'avoir beaucoup de mal à prendre le volant.

Mais si vous aviez pris soin de votre voiture et l'aviez entretenue correctement, elle vous aurait certainement offert une conduite souple pendant des années.

Tout comme une voiture, votre corps est en quelque sorte une machine. Il a besoin de soins et d'un entretien appropriés. Ce n'est que lorsque vous l'entretenez Il ne peut fonctionner correctement que s'il est bien entretenu. Dans ce livre, je vais vous aider à atteindre un maximum de santé et de forme dans votre vie au fur et à mesure que vous vieillissez. Je sais qu'il y aura des problèmes et que les solutions ne seront pas instantanées. Mais progressivement, vous devriez constater des progrès. C'est un processus qui prend du temps.

Et le mieux, c'est que plus tôt vous commencez à travailler pour construire et maintenir votre santé, mieux c'est pour vous.

Comme on dit, "mieux vaut prévenir que guérir", cela vous demandera beaucoup moins d'efforts et de temps aujourd'hui qu'à l'avenir, lorsque votre santé se sera détériorée dans une plus large mesure.

Bien sûr, notre époque est très avancée. Il y a des choses comme le Biohacking, l'IA, les traqueurs de santé et beaucoup d'autres gadgets. Il se peut aussi que vous puissiez recouvrer la santé lorsque vous serez un peu plus âgé. Mais si vous le gardez pour plus tard, la quantité de temps et d'efforts qu'il vous faudra consacrer à votre santé ne sera pas négligeable.

La prise en charge des résultats souhaités sera multipliée.

À vous de choisir ! Si vous me demandez mon avis, je vous dirai qu'il n'y a pas de meilleur moment qu'aujourd'hui pour commencer à travailler sur votre santé.

Pour être transparent, je n'ai pas la cinquantaine ou la soixantaine, mais j'ai réussi à améliorer considérablement ma condition physique et ma santé. Grâce à des efforts soutenus et à la grâce de Dieu, je suis maintenant en mesure de vivre une vie plus saine. J'ai presque 40 ans aujourd'hui. Je peux faire du jogging, couri, Je nage, je joue et je travaille avec plus de facilité aujourd'hui qu'il y a quelques années. Cela a été possible grâce à certains changements dans ma vie quotidienne. Et cela devrait s'appliquer aux personnes de toutes les tranches d'âge. Bien sûr, il y aura des changements personnalisés en fonction desquels vous devrez peut-être pratiquer les choses qui vous conviennent le mieux. Mais dans l'ensemble, ce livre devrait s'appliquer à tous les âges. Et indépendamment de vos croyances, de votre religion, de votre sexe, que ce soit au niveau de la profession, de l'éducation ou de toute autre chose, il vous aidera à atteindre un état où vous pourrez jouir d'une meilleure santé et d'un plus grand bonheur.

Je pense que si un plus grand pourcentage de la population de la planète était en meilleure santé, la planète serait un endroit encore plus agréable à vivre. Vous vous demandez peut-être comment ?

C'est simple ! Lorsque vous serez en meilleure santé, vous penserez, agirez et vivrez plus sagement. Les décisions que vous prendrez seront plus prudentes, plus efficientes, plus efficaces, plus durables et plus inclusives. Pour aller plus loin, lorsque vous êtes plus heureux, il y a de fortes chances que vous répandiez un peu de bonheur autour de vous. Tout cela vous aidera, ainsi que les d'autres personnes de votre quartier, de votre communauté, de votre zone géographique et de votre région pour mener une vie meilleure.

N'est-ce pas une situation où tout le monde est gagnant ?

Ainsi, lorsque vous lisez ce livre et que vous vous efforcez d'améliorer votre santé, vous ne vous aidez pas seulement vous-même. Vous faites aussi du monde un meilleur endroit où vivre, travailler et se divertir.

Au cours des prochains chapitres, nous aborderons les domaines sur lesquels vous devez travailler afin d'apporter les changements souhaités à votre santé et à votre forme physique. Cela vous aidera à acquérir et à conserver une bonne santé en vieillissant.

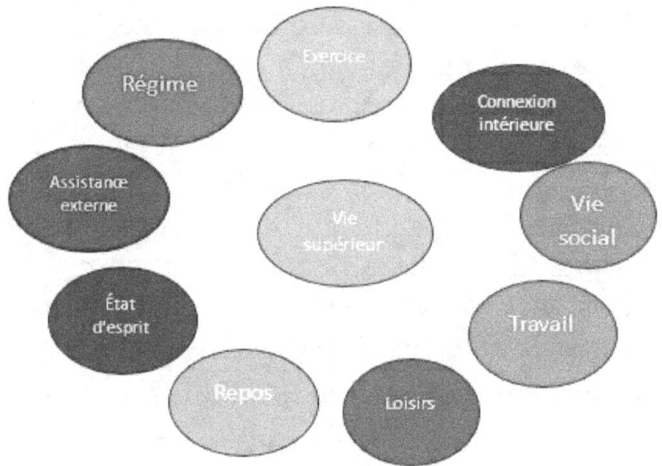

CONTENU

MANGER SAINEMENT

"Mangez votre nourriture comme votre médicament. Sinon, vous devez manger le médicament comme votre nourriture." — Steve Jobs

Attention À Ce Que Vous Mangez Et Buvez

Avez-vous entendu parler de termes tels que "input" et "output" ? Certains d'entre vous auront deviné ce que j'essaie de dire. Pour ceux qui ne l'ont pas fait, laissez-moi vous expliquer !

Vous fournissez de l'essence à votre voiture (je sais que le monde est désormais largement passé au gaz et à l'électricité), et elle vous donne du mouvement. Supposons que vous ayez mélangé du soda avec de l'essence et que vous ayez alimenté votre voiture. Voyez maintenant jusqu'où vous pouvez aller. Si vous avez de la chance, vous pourrez utiliser votre voiture normalement pendant un certain temps. Mais au bout d'un certain temps, les effets néfastes commenceront à se faire sentir.

De la même manière, ce que vous mangez et buvez est très important pour votre mouvement. Lorsque vous êtes jeune, vous pouvez vous permettre de manger à peu près n'importe quoi. Mais lorsque vous atteignez la trentaine, vous vous rendez compte des effets de la malbouffe. Si vous avez de la chance, vous pourrez éviter les effets néfastes des aliments malsains jusqu'à la quarantaine. Mais tôt ou tard, vous commencerez à voir comment de mauvais choix alimentaires peuvent réduire votre efficacité et votre qualité de vie.

Et ce que vous mangez n'affecte pas seulement votre mouvement, mais tous les domaines votre vie - santé, richesse, relations, performances, bonheur, processus de pensée, etc.

D'autre part, si vous mangez bien, vous verrez également un changement dans votre vie. La seule différence, c'est que les changements seront positifs.

Identifier La Malbouffe

Bon nombre d'entre vous ne savent peut-être pas ce qu'est exactement un déchet et il est donc important de l'identifier en premier lieu. Ce n'est que lorsque vous si vous connaissez les aliments malsains, vous pouvez les éviter. Vous trouverez ci-dessous une liste de certains des aliments les plus malsains que vous pourriez être en train de consommer.

1. Farine de blé raffinée - Également appelée farine tout usage, la farine de blé raffinée est déficiente en micro et macronutriments. Cette carence peut entraîner divers problèmes de santé tels que la prise de poids, l'augmentation du taux de sucre dans le sang, l'inflammation, les problèmes cardiovasculaires et les troubles digestifs. En outre, elle contient une quantité élevée d'alloxan, une substance connue pour déclencher le diabète.
Une consommation constante de farine raffinée peut potentiellement entraîner une inflammation et le développement d'un diabète de type 2.

2. Le sucre - Le sucre est souvent considéré comme une "calorie vide car il manque de vitamines et de minéraux. Consommer trop Le sucre peut entraîner une augmentation de l'inflammation et du stress oxydatif dans l'organisme, ce qui peut nuire à divers organes et tissus.

3. Boissons non alcoolisées - Les boissons non alcoolisées, qui contiennent généralement de grandes quantités de sucres, peuvent contribuer à divers problèmes de santé tels que la prise de poids, la stéatose hépatique non alcoolique et le diabète. En outre, elles sont associées à un risque accru de développer une maladie cardiaque.

4. Biscuits, gaufrettes et autres produits alimentaires emballés - Ces produits contiennent souvent des composants nocifs tels que de la farine raffinée et du sucre. Ils sont aussi généralement riches en graisses malsaines et en sodium, ce qui peut

contribuer à toute une série de problèmes de santé, notamment les maladies cardiaques, l'hypertension et l'obésité.

La liste ci-dessus n'est pas exhaustive, car il existe d'autres éléments qui ne sont pas bons pour la santé.

Comprendre Les Étiquettes Nutritionnelles Et Les Ingrédients

À ce stade, je voudrais parler des produits alimentaires emballés encore une fois. Je tiens également à vous indiquer comment vous pouvez identifier le contenu d'un produit et savoir s'il est mauvais pour votre santé.

Prenez n'importe quel produit alimentaire emballé et regardez ses informations nutritionnelles et ses ingrédients.

Si vous scrutez attentivement l'étiquette, vous pouvez voir les ingrédients contenus dans le produit. Les composants sont énumérés par ordre décroissant de leur pourcentage dans l'aliment. Dans certains cas, même les pourcentages de ces ingrédients sont mentionnés à côté d'eux.

Outre les ingrédients, vous pourrez également consulter les informations nutritionnelles de l'aliment. Elles indiquent le poids des différents nutriments tels que les glucides, les sucres, les protéines, les matières grasses et bien d'autres encore.

Bien que l'étiquetage nutritionnel et les ingrédients contiennent de nombreux éléments, vous devez faire attention à des éléments tels que les "sucres ajoutés", les "farines de blé raffinées" et les "acides gras trans". Leur consommation excessive peut entraîner des problèmes de santé tels que l'obésité, les maladies cardiaques et les maladies cardio-vasculaires, et le diabète. Voici donc vos aliments malsains.

Maintenant que vous savez quels sont les produits alimentaires qui ne sont pas bons pour votre santé, vous pouvez commencer à les éviter et à augmenter la consommation des produits qui sont bons pour votre santé.

N'oubliez donc pas que la compréhension des étiquettes nutritionnelles est la première étape vers des choix alimentaires plus sains. La prochaine fois que vous prendrez un produit alimentaire emballé, prenez le temps de lire l'étiquette.

Trouver Des Alternatives À La Malbouffe

S'il était si facile de manger sainement, le monde entier mangerait des salades toute la journée. Mais ce n'est pas si simple.

Je suis d'accord pour dire qu'il n'est pas possible d'éliminer complètement les sucreries, ni les en-cas et les boissons. Mais si je vous disais qu'il existe une alternative plus saine aux produits susmentionnés, qui produit un effet similaire. Il vous serait alors plus facile d'abandonner la malbouffe et de passer à une meilleure alternative.

Voici quelques exemples d'alternatives :
1. Farine de blé complet (pour remplacer la farine de blé raffinée).
2. Miel et poudre de Jaggery (pour le sucre).
3. Limonade (pour les boissons non alcoolisées).
4. Des en-cas faits maison comme des chivda grillés (pour les en-cas emballés).

De nombreux autres éléments peuvent être ajoutés à la liste ci-dessus. Il suffit de les trouver.

Il faut donc trouver et choisir des produits sains.

Combiner La Santé Et Le Goût

J'ai lu une enquête dans les médias. Elle indique que même le goût est important pour la santé. Elle a révélé que si vous mangez des aliments qui ne satisfont pas vos papilles gustatives, vous risquez de ne pas être en mesure de rester en bonne santé. Je ne sais pas dans quelle mesure cela est vrai.
Mais même si c'est vrai, vous avez encore des options. Il existe des aliments qui sont à la fois sains et savoureux.

Kanda Poha et Foxnuts sont des exemples étonnants d'en-cas.

Le Dal Baati est un autre aliment qui répond à ces deux critères. Pour ajouter en plus de la liste, vous avez le matar paneer et le makki-ki-roti sarson-ka-saag. J'ai même vu des puri (de paani puri) faits de blé entier à certains endroits. Je pourrais continuer à en rajouter, mais j'espère que vous avez compris.

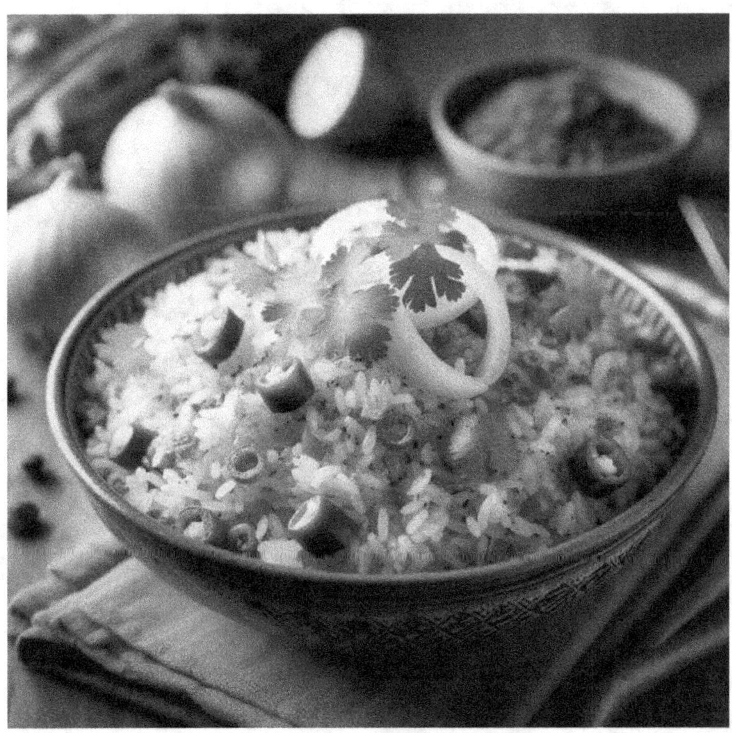

Kanda Poha

Le Kanda Poha, un plat très apprécié du Maharashtra en Inde, est composé de "Poha" ou riz aplati, d'oignons (appelés "Kanda" en marathi), de cacahuètes, de piments verts et de diverses épices. La préparation consiste à laver le riz, à caraméliser les oignons, puis à ajouter le riz humide dans la poêle, en l'assaisonnant de sel, de sucre, de coriandre et de jus de citron. Il existe des variantes de ce plat, telles que Batata Poha (avec des pommes de terre) et Kanda Batata Poha (avec des oignons et des pommes de terre). Ce plat revêt une importance culturelle dans le Maharashtra, car il constitue un petit-déjeuner de base et un en-cas à l'heure du thé, et il est souvent servi lors des mariages arrangés.

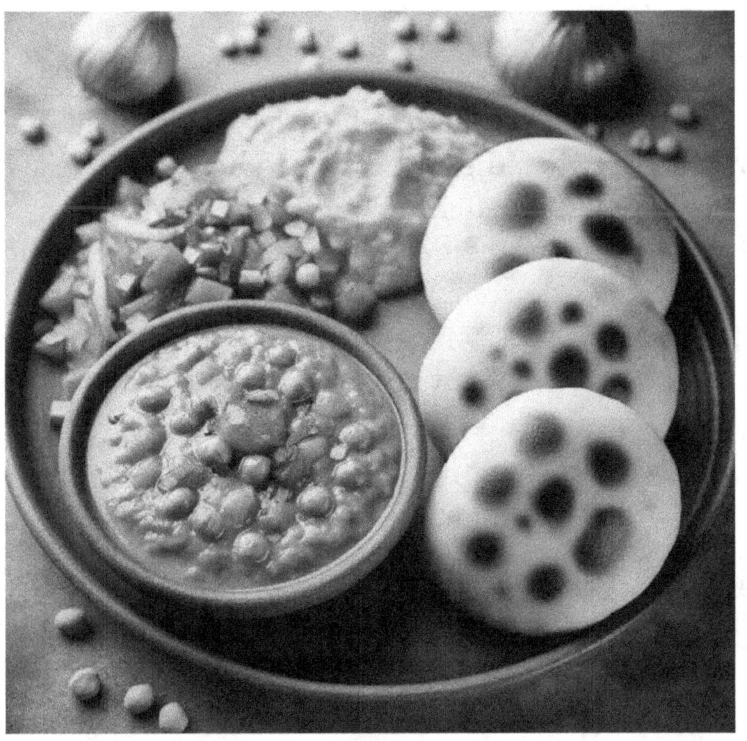

Dal Baati Chokha

Le Dul Baati Chokha, un plat traditionnel du sous-continent indien, est particulièrement apprécié au Rajasthan et au Bihar. Ce plat est composé de

trois éléments clés : Les baati, petites boules de pâte de blé cuites dans un tandoor et servies à l'apéritif.

avec du ghee ; le Dal, un curry de lentilles épicé garni de tadka de piment rouge et de chutney à l'ail ; et le Chokha, un plat de purée de pommes de terre assaisonné de diverses épices. Cette délicieuse combinaison offre une expérience culinaire unique.

qui a conquis le cœur de

La plupart des aliments énumérés dans les deux dernières sections sont des plats indiens. Ne soyez donc pas déçus si vous ne pouvez pas les identifier. Et vous ne devez pas nécessairement manger les mêmes produits. Vous pouvez tout à fait essayer. Mais pas de contrainte ! Ils sont donnés à titre d'exemple. N'hésitez pas à trouver des alternatives saines en fonction de votre environnement géographique et culturel.

Avoir Une Alimentation Équilibrée

Éviter les aliments malsains et les remplacer par des aliments plus sains Les alternatives sont certainement importantes. Mais il est tout aussi important d'avoir une alimentation équilibrée.

Vous devez continuer à consommer tous les types de légumes, de fruits, de légumineuses, de dal et de noix. Votre consommation d'eau doit être suffisante.
En principe, votre corps doit recevoir tous les nutriments vitaux dont vous avez besoin : protéines, glucides, graisses, vitamines, minéraux et, bien sûr, eau.

Et comme aucun aliment ne peut à lui seul fournir tout ce dont votre corps a besoin, un plateau mixte est idéal.

En outre, pour que certains aliments aient un impact sur votre corps, vous devez les consommer en quantité suffisante.
Prenons l'exemple des noix. Vous mangez peut-être des noix pour profiter des bienfaits des acides gras oméga-3 qu'elles contiennent. Mais si vous en consommez trop Il se peut que vous ne remarquiez pas l'effet positif. Il en va de même pour les excès alimentaires. L'essentiel est d'essayer de trouver la bonne quantité. Vous pouvez faire des recherches, consulter votre médecin ou même écouter votre corps pour connaître la bonne

quantité à consommer.

Avoir Un Temps De Repas Adéquat

Faut-il manger un plat lourd au dîner ? Faut-il manger juste avant de se coucher ?

Pour ceux qui s'interrogent sur les réponses aux questions ci-dessus : 1. Vous ne devez pas manger des aliments lourds au dîner. 2. Vous devez également laisser un intervalle de 2 à 3 heures entre le dîner et l'heure du coucher.

L'objectif est de prendre un petit-déjeuner entre 6h et 9h45 et, si nécessaire, un goûter vers 10h-11h.

Le déjeuner doit être pris vers 13 heures et le dîner doit idéalement avoir lieu entre 18 et 20 heures, ce qui laisse un intervalle de 2 à 3 heures avant le coucher.

La régularité des heures de repas et un écart de 3 à 5 heures entre les repas peuvent faciliter la digestion et maintenir le taux de sucre dans le sang. N'oubliez pas, il s'agit de lignes directrices et les besoins individuels peuvent varier.

Ce ne sont là que quelques-unes des questions que je souhaite mettre en évidence.

Il y a en fait beaucoup de choses que vous pouvez faire pour synchroniser votre alimentation. Je vous laisse le soin de trouver les meilleures pratiques qui vous conviennent.

FAIRE DE L'EXERCICE RÉGULIÈREMENT

"La douleur que vous ressentez aujourd'hui sera la force que vous ressentirez demain." — Arnold Schwarzenegger

L'exercice physique est comme un médicament. Et tout comme vous vous brossez les dents et prenez un bain régulièrement, l'exercice physique a également besoin d'être pratiqué régulièrement.
l'inculcation dans votre vie.

Il faut commencer. Puis, petit à petit, en faire une habitude. Vous pouvez choisir les exercices qui vous conviennent le mieux.

La Marche

Commencez par des promenades de 15 à 30 minutes, 3 à 5 jours par semaine.

Augmentez progressivement la durée ou le rythme.

La marche est un exercice si simple que tout le monde peut le pratiquer. Il suffit de porter une tong ou une chaussure et de se mettre en route. Vous pensez que c'est difficile ?

En fait, même si vous vous sentez somnolent, vous serez en mesure d'effectuer un exercice de marche de 40 minutes sans trop d'effort.

Sur une note plus légère, de nombreuses personnes pratiquent le somnambulisme.

Pour en revenir au sujet, la marche est l'exercice le plus facile au monde, à la portée de tous. Et elle présente de nombreux avantages.
Certains d'entre eux sont énumérés ci-dessous.

- Amélioration de la condition cardiovasculaire.
- Réduction de la graisse corporelle.
- Amélioration de la gestion du diabète.

- Réduction des niveaux de stress.

Jogging

Commencez par alterner le jogging et la marche. Augmentez les intervalles de jogging au fil du temps.

Ce que vous pouvez obtenir en marchant, vous pouvez peut-être l'obtenir en faisant du jogging en moins de la moitié du temps. Mais Assurez-vous d'utiliser une bonne chaussure avec suffisamment de rembourrage si vous prévoyez de faire du jogging. Les personnes souffrant de douleurs au genou ou de problèmes d'articulation devraient consulter leur médecin avant de commencer à faire du jogging.

Si vous avez plus de 40 ans ou si vous souffrez d'une maladie, vous devriez également consulter votre médecin avant de faire du jogging.

La Course À Pied

Commencez par une méthode de course/ marche. Augmentez progressivement les intervalles de course.

C'est un pas de plus que le jogging. Il peut faire battre votre cœur en un rien de temps. Mais comme le jogging, cette activité a un impact important sur les articulations. Il est donc préférable de prendre votre décision avant de pratiquer cette activité.

Veillez à consulter votre médecin et à uti iser la bonne chaussure avant de partir courir.

Les personnes âgées doivent être plus prudentes avant de décider de courir. Elles doivent absolument consulter leur médecin avant de pratiquer la course à pied.

Étirements

Commencez par des étirements de base.
Maintenez chaque étirement
pendant environ 30 secondes.

En tant qu'activité physique contrôlée à rythme lent, les étirements consistent à bouger ou à maintenir des parties du corps dans le but de l'allongement des muscles.

Il améliore la souplesse et la posture et réduit les déséquilibres musculaires. Il peut soulager les douleurs corporelles, les maux de dos et les douleurs musculaires. Renforcer les muscles du dos. En outre, il soulage le stress en décontractant les muscles tendus par le stress.

Si vous prévoyez de faire une promenade, un jogging ou une course, il serait judicieux de vous échauffer un peu en vous étirant afin de préparer votre corps à l'exercice physique.

Zumba

Se familiariser avec les danses latines. Apprenez la
zumba chez vous grâce à des DVD ou à YouTube.

Pour ceux qui ont besoin de s'amuser, la Zumba est l'exercice idéal. Elle associe la danse et l'exercice.

Il s'agit d'un exercice populaire et efficace qui combine la danse et les mouvements d'aérobic.

Voici quelques-uns des principaux avantages de la Zumba : Entraînement de tout le corps, combustion des calories et des graisses, renforcement de l'endurance, amélioration de la qualité de vie.
Fitness cardiovasculaire, amélioration de la tension artérielle, amélioration de l'humeur, tonification de tout le corps, amélioration de la coordination et des compétences en danse.

TROUVER LE LIEN INTÉRIEUR

"La clé de votre bonheur le plus profond est de vivre une vie en accord avec votre vrai moi." — Ralph Waldo Emerson

L'importance de la mise en réseau vous est enseignée par tout le monde. Vous essayez d'établir des liens au travail, dans vos loisirs et au sein de votre communauté. Mais parfois, vous perdez le contact avec votre propre personne. Or, cette connexion avec soi-même est plus importante que toutes les autres connexions réunies.

Yoga

Commencez par un cours ou une vidéo de yoga pour débutants. Commencez par des poses de base, en vous concentrant sur l'alignement et la respiration. Au fur et à mesure que votre souplesse et votre force s'améliorent, vous pouvez essayer des poses plus avancées.

Pour beaucoup de gens, le yoga se résume à une série de poses. Mais il y a plus que ce que l'on croit. Le yoga est un mode de vie. En outre, pour votre forme physique, il peut apporter de très grandes transformations à tous les niveaux de votre être.

Le yoga consiste à ne faire qu'un avec soi-même. Il renforce le système nerveux, fait travailler les glandes internes et peut être un exercice pour tout le corps.

Méditation

Commencez par quelques minutes par jour. Trouvez un endroit calme et confortable, fermez les yeux et concentrez-vous sur votre respiration. Au fur et à mesure que votre s'améliore, vous pouvez augmenter la durée.

Dans ce monde où l'on est bombardé de milliers d'événements provenant de centaines de sources différentes, comment se concentrer ? La réponse est la méditation.

Mudra

encez par apprendre quelques mudras de base, tels que Gyan Mudra (pour la connaissance) ou Prana Mudra (pour l'énergie). Pratiquez chaque mudra quelques minutes par jour, en vous concentrant sur les sensations dans vos doigts et votre corps.

Le mudra est une méthode de remise en forme un peu moins connue que le yoga et le pranayama. Elle vise essentiellement à équilibrer directement les 5 les différents éléments de votre corps - l'air, l'eau, la terre, l'espace et le feu.

Pranayama

Commencez par de simples exercices de respiration, tels que Anulom Vilom (respiration alternée) ou Kapalbhati (respiration brillante du crâne). Pratiquez chaque exercice quelques minutes par jour, en vous concentrant sur votre respiration.

Le souffle ou Pran est le thème central du pranayama. Il fait partie du même groupe d'exercices que le yoga, la méditation et les mudras. Si vous parvenez à les pratiquer tous, ce sera vraiment formidab

Regarder À L'intérieur

Commencez par consacrer quelques minutes par jour à l'introspection. Il peut s'agir de tenir un journal, de méditer ou simplement de s'asseoir tranquillement.

La plupart des êtres humains regardent à l'extérieur. Rares sont ceux qui essaient de regarder à l'intérieur. Je veux dire qu'il y a tout un monde à l'intérieur de vous. Et si vous si vous négligez ce microcosme à l'intérieur de vous-même, vous risquez de passer à côté de beaucoup de choses.

Écouter Son Corps

Commencez par prêter attention à la

façon dont votre corps se sent tout au long de la journée. Remarquez tout signe de le stress, la fatigue ou l'inconfort, et adaptez vos activités en conséquence.

Votre corps vous envoie toujours des signaux sur ce qu'il estime être bon pour vous et ce qui ne l'est pas. Il vous dit quand vous avez besoin de vous reposer et quand vous devez travailler.

Tout ce que vous avez à faire, c'est d'accorder votre fréquence pour entendre ce que votre corps vous dit. En termes simples, surveillez les signes que votre corps manifeste sous la forme de stress, fatigue, bonheur, malheur, clarté, confusion, obésité, forme physique, maux de tête, insomnie, etc. Et cela jouera vraiment en votre faveur tout au long de votre vie.

S'ENGAGER DANS LE TRAVAIL

"Quel que soit le travail de votre vie, faites-le bien. Un homme devrait faire son travail si bien que les vivants, les morts et les enfants à naître ne pourraient pas faire mieux."
— Martin Luther King, Jr.

Tout travail et aucun jeu font de Jack un garçon ennuyeux. Mais tout jeu et tout travail ne donnent pas nécessairement des résultats différents, à moins d'être un sportif professionnel.

Il est donc extrêmement important que vous travailliez.

Travailler Pour L'argent

Pour payer les factures et préparer l'avenir, tout le monde a besoin d'argent. Certains ont la chance d'en avoir en abondance, mais ils doivent aussi travailler pour gagner plus d'argent. Car la croissance, c'est la vie. Et s'il n'est pas question de croissance, alors même pour maintenir votre richesse, vous devez travailler. Car si vous êtes riche et que vous ne travaillez pas, l'inflation érodera la valeur réelle de votre patrimoine sans que vous vous en rendiez compte.

Prenons l'exemple d'Elon Musk, le PDG de SpaceX et de Tesla. Il est connu pour son immense richesse, mais il n'a pas connu le succès en se reposant sur ses lauriers. Bien qu'il ait suffisamment d'argent pour vivre confortablement jusqu'à la fin de ses jours, Elon Musk continue de travailler sans relâche sur ses projets. Son éthique du travail et sa quête permanente de croissance témoignent de l'idée que le travail est nécessaire pour maintenir et accroître la richesse.

Travailler Pour L'âme

Ensuite, il y a le travail pour l'âme. Tous les travaux ne nourrissent pas l'âme. La plupart des gens n'ont même pas la chance de pouvoir faire un travail qui nourrit leur âme.

Il existe de nombreuses activités qui peuvent nourrir votre âme. Il peut s'agir d'une entreprise, d'un travail communautaire, d'une œuvre de bienfaisance ou d'un travail bénévole dont le but premier est d'enrichir la vie d'autrui ou de rendre le monde meilleur. Il peut également s'agir de tout ce qui entre dans la catégorie des bonnes causes ou de celles qui satisfont votre âme.

Prenons l'exemple de Mère Teresa. Elle a consacré toute sa vie à servir les pauvres et les nécessiteux, un travail qui ne lui rapportait pas d'argent, mais a nourri son âme. Son travail a fait une différence significative dans la vie de nombreuses personnes et lui a apporté une immense satisfaction personnelle et une grande paix.

Travailler À Tout Âge

Beaucoup de personnes se retirent complètement du monde du travail à partir d'un certain âge. Bien qu'il soit tout à fait compréhensible d'être pragmatique et de ne pas s'engager dans un travail très exigeant en vieillissant, il n'est pas sage de se retirer complètement du marché du travail. devenir complètement passif en vieillissant.

Il est vrai que la plupart des gens n'aiment plus travailler ou diriger une entreprise après un certain âge. Mais il existe de nombreuses activités - sociales, ménagères, communautaires, caritatives, de mentorat - qui peuvent être poursuivies même à un âge très avancé.

Cela vous permettra de garder l'esprit vif et le corps en forme même lorsque vous aurez franchi le cap des 60 ou 70 ans.

Un exemple pourrait être Harlan Sanders, plus connu sous le nom de Colonel Sanders de KFC. Il a franchisé sa société, Kentucky Fried Chicken, à l'âge de 62 ans. Malgré les Il a continué à travailler jusqu'à un âge avancé, prouvant ainsi que l'âge n'est pas un obstacle à la réussite ou à la productivité.

CONSTRUIRE UNE VIE SOCIALE

"La joie partagée est une double joie ; la peipartagée est une demi-peine."

— Proverbe suédois

Passer Du Temps Avec La Famille Et Les Amis

Vous pouvez devenir milliardaire. Cependant, si vous n'avez pas de personne que vous pouvez appeler ami ou famille, votre richesse n'aura peut-être pas beaucoup de sens. Veillez donc à trouver du temps pour le passer avec vos proches.

Beaucoup de gens pensent qu'ils vont d'abord travailler pour devenir riches et qu'ils auront ensuite tout le temps libre du monde à consacrer à leur famille et/ou à leurs amis. Je pense que cela ne fonctionnera probablement pas. En effet, toutes les relations ont besoin de temps et de soins pour
et de l'entretenir. En outre, vous ne savez peut-être pas où se trouveront votre famille et vos amis lorsque le moment sera venu.

Si vous n'avez ni famille ni ami, vous pouvez quand même adopter un animal de compagnie et en faire votre ami. Et vous pouvez le faire même si vous avez une famille ou un ami. Les deux ne s'excluent pas mutuellement.

Prenons l'exemple de Bill Gates, cofondateur de Microsoft. Bien qu'il soit l'une des personnes les plus riches du monde, Bill Gates a souvent parlé de l'importance de sa famille et de ses amis. Il aurait déclaré que ses relations avec sa famille et ses amis sont ce qu'il y a de plus important pour lui. source de bonheur, et non sa richesse ou sa réussite professionnelle.

Rejoindre Une Communauté Ou Un Groupe

Le bonheur et la réussite ne sont pas les mêmes lorsque l'on fait quelque chose au sein d'une équipe ou d'un groupe. Bien que certains Les personnes préfèrent la solitude à la vie en groupe, mais il n'est pas inutile de faire certaines activités en tant que membre d'un groupe.
En outre, au cours de ce processus, vous pourrez même nouer des amitiés et des contacts qui vous seront utiles tout au long de votre vie.

Voici quelques-unes des activités qui se prêtent le mieux au travail de groupe les voyages, l'alimentation et le travail social. Il y en a peut- être beaucoup d'autres. J'espère que cela vous donne une idée.

Oprah Winfrey est une dirigeante de médias, une actrice, une animatrice de talk- show, une productrice de télévision de renom. Productrice et philanthrope. Elle est surtout connue pour son talk-show, "The Oprah Winfrey Show", qui détient le record de l'émission de télévision la plus regardée de l' histoire. Mme Winfrey a toujours insisté sur l'importance de la communauté, Elle utilise fréquemment son influence pour unir les gens. Son leadership actif dans les activités et les groupes communautaires a non seulement enrichi sa propre vie, mais a également eu un impact positif sur la vie d'un nombre incalculable de personnes. D'autres.

TROUVER DU TEMPS POUR LES LOISIRS

"La fin du travail est de gagner du temps libre."

— Aristotle

Sports

Le sport est un autre moyen d'entretenir sa forme physique à tout âge. Il en existe de nombreux, certains en salle et d'autres en plein air.

La natation, le badminton, le basket-ball, le tennis de table, le tennis, le golf et les échecs en sont de bons exemples.

Voici quelques-uns des sports les plus populaires au monde et leurs avantages.

- Le golf

améliore la santé cardiaque, favorise la perte de poids, augmente la flexibilité et améliore l'équilibre. Améliore le bien-être mental en réduisant le stress, en améliorant l'humeur et en favorisant les interactions sociales.

- Natation

Diminue le risque de mortalité globale de 24 % et améliore la composition corporelle et les lipides sanguins. Améliore l'humeur, soulage le stress et améliore l'estime de soi.

- Tennis

Améliore la capacité aérobique, favorise la perte de poids, améliore l'équilibre et le contrôle moteur. Améliore l'humeur, soulage le stress et améliore l'estime de soi.

- Tennis de table

Améliore l'équilibre, l'agilité et la coordination, et renforce les muscles des bras, des jambes et du tronc. Améliore le bien-être mental en réduisant le stress, en améliorant l'humeur et en favorisant les relations sociales.

- Cricket

Améliore la force, l'endurance, l'équilibre et la coordination.

Améliore les capacités de travail en équipe et réduit le stress.

- Badminton

Améliore la condition physique aérobie, le tonus et la force musculaires, la vitesse et l'agilité. Améliore l'humeur, soulage le stress et améliore l'estime de soi.

- Le football

a un impact positif sur la composition corporelle, les lipides sanguins, la glycémie à jeun, la tension artérielle, la fonction cardiovasculaire au repos, la forme cardiorespiratoire et la solidité des os. Il favorise l'esprit d'équipe et soulage le stress.

- Basket-ball

Améliore l'endurance musculaire, la santé des os, l'équilibre et la coordination. Améliore les capacités de travail en équipe et réduit le stress.

N'oubliez pas que les bénéfices peuvent varier en fonction de l'intensité et de la fréquence du sport. Et consultez toujours un professionnel de la santé avant de commencer un nouveau sport ou un nouveau régime de remise en forme, au cas où vous auriez des doutes.

Passe-Temps

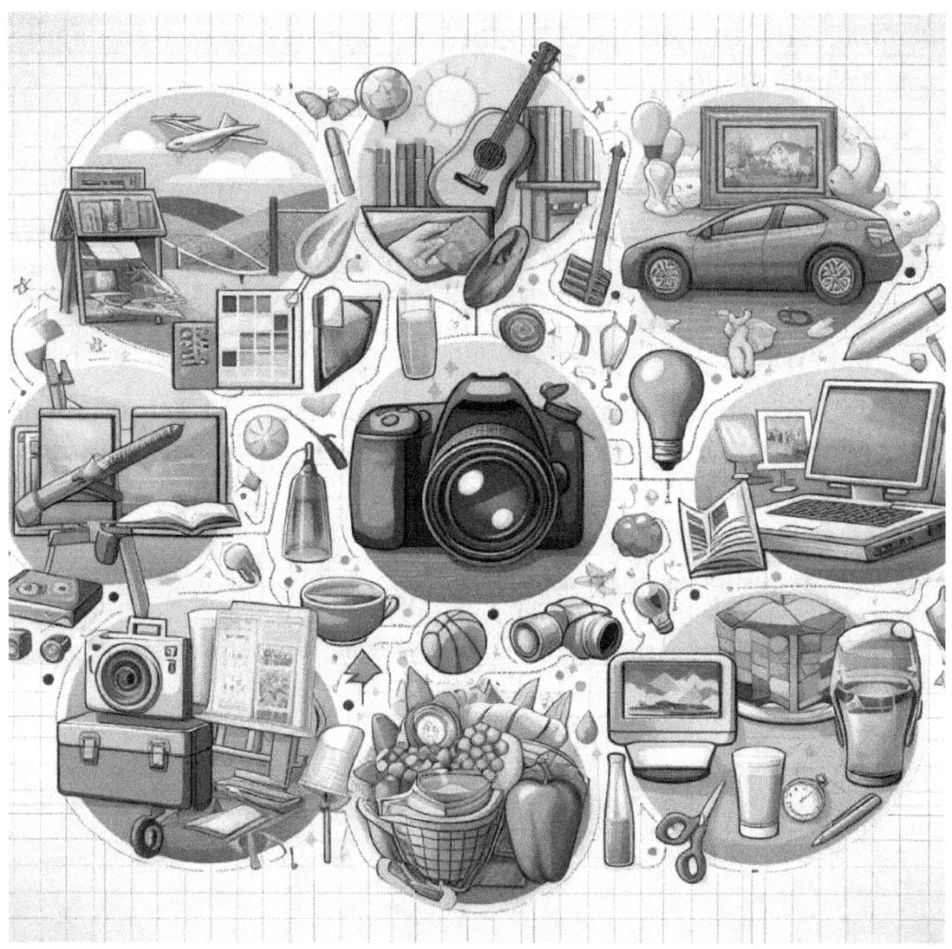

Je suis sûr que vous avez déjà lu le dicton "Le travail et l'oisiveté font de Jack un garçon ennuyeux". Et il n'est pas faux de le dire. Personnellement, je ne peux pas m'imaginer travailler toute ma vie et ne pas avoir de travail.

S'adonner à des activités de loisirs. La vie serait tellement ennuyeuse si c'était le cas. Vous n'aimeriez pas vivre ainsi. Alors, pourquoi ne pas vous adonner à des passe-temps étonnants ?

Les autres n'ont pas à vous dicter les loisirs à pratiquer. C'est à vous de choisir. Cela peut aller du jardinage à la collection de pièces de monnaie, en passant par l'observation des oiseaux et bien d'autres choses encore. Il vous suffit de trouver votre vocation et de vous lancer.

Voyages Et Vacances

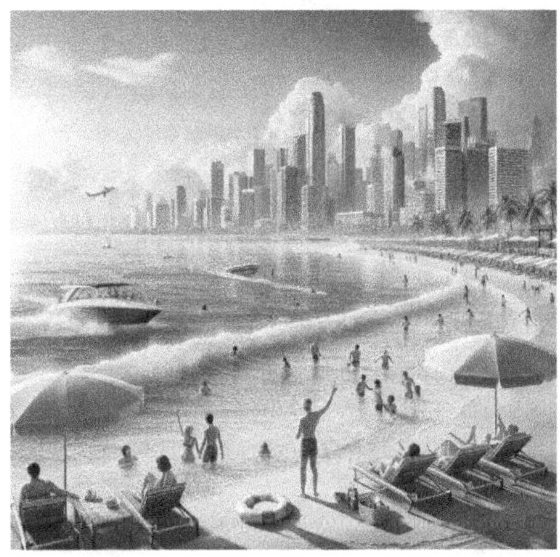

Nous devons accepter le fait que la vie devient parfois ennuyeuse lorsque nous sommes entourés des mêmes personnes et du même environnement tous les jours. C'est pourquoi les voyages et les vacances prennent toute leur importance. Ils vous changent de la routine et donnent un coup de fouet à votre vie. Les vues à couper le souffle sur les montagnes, les lacs et les océans ne manqueront pas de remplir votre cœur et votre âme d'un parfum de joie et de bonheur.

Alors, prenez le temps de le faire. Si vous n'êtes pas très loin, vous pouvez au moins vous rendre à l'autre bout de votre ville, de temps en temps.

SE REPOSER SUFFISAMMENT

"La sagesse consiste à savoir quand il faut se reposer, quand il faut être actif, et quelle quantité de chacun de ces éléments il faut avoir." — Sri Sri Ravi Shankar

Un Repos Et Un Sommeil Adéquats

La vie est pleine de luttes. Tout le monde mène l'une ou l'autre guerre - petite ou grande - partout. Tout cela a des conséquences sur le plan physique et mental. Pour vous ressourcer et être en mesure d'affronter le jour suivant, vous avez besoin de repos. Le sommeil est le moment où une grande partie des processus automatiques de votre corps fonctionnent.
L'arrière-plan pour servir votre corps.

Il est important de noter que le manque ou l'excès de sommeil n'est pas forcément bénéfique pour la santé.

Bien que chacun ait ses propres préférences en matière d'horaires de sommeil, si vous me posez la question, je vous conseille de vous coucher et de vous lever tôt.

Même la durée du sommeil doit être équilibrée - ni trop ni trop peu. En fonction de l'âge, du travail et d'autres facteurs, une durée de sommeil de 6 à 8 heures est recommandée pour la plupart des personnes. Pour les personnes très âgées, il peut être difficile de dormir davantage, mais il faut tout de même s'efforcer de dormir au moins 5 à 6 heures.

Établissez Vos Priorités

Tout le monde dans ce monde poursuit son propre rêve. Votre patron, votre ami, votre femme, votre collègue et d'autres encore ont leurs propres projets ou projets de vie. Et chacun d'entre eux essaierait d'une manière ou d'une autre de conduire les choses conformément à sa vision et à ses projets. Bien que ce soit Il est tout à fait acceptable de faire de petits arrangements pour faire avancer les choses, mais cela ne doit pas se faire au prix d'une perte de priorité. Alors, donnez-vous la priorité. Parce que si vous ne le faites pas, personne d'autre ne le fera.

Commencez à décliner (poliment) les invitations à des événements et des fêtes qui ne vous intéressent pas. Il en va de même pour beaucoup d'autres choses qui vous demandent constamment du temps.

AVOIR UN BON ÉTAT D'ESPRIT

"C'est une chose amusante dans la vie, une fois que vous commencez à prendre note des choses pour lesquelles vous êtes reconnaissant, vous commencez à perdre de vue les choses qui vous manquent."

— Germany Kent

Être Positif

Cela semble très simple. Mais le fait est qu'il n'est pas si facile de rester toujours positif. Nous vivons dans un monde entouré d'autres personnes, d'environnements, d'événements, etc.
Cependant, avec de la pratique et des efforts, vous pouvez devenir une personne plus positive.
Peu à peu, vous pouvez aussi devenir positif dans toutes les situations et circonstances. Et cela peut vous changer, changer votre corps, votre esprit et votre vie.

Soyez donc toujours positif.

Vous pouvez également essayer d'utiliser le Ksepana Mudra, si vous le souhaitez. Il peut vous aider à devenir plus positif.

*"La pensée positive est un outil précieux qui
peut vous aider à surmonter les obstacles,
à faire face à la douleur et à atteindre
de nouveaux objectifs." - Amy Morin*

S'amuser Un Peu

Après avoir travaillé dans le monde de l'entreprise pendant plus de dix ans, j'ai oublié de m'amuser. Ce n'est que lorsque j'ai commencé à travailler dans une startup que j'ai réappris à m'amuser. S'amuser ne signifie pas nécessairement sortir et faire la fête. Pour moi, cela signifie simplement apprécier ce que je fais et être jeune de cœur.

*"Il suffit de jouer. Amusez-vous.
Appréciez le jeu." - Michael Jordan*

Rire

On dit que "le rire est le meilleur des médicaments". C'est vrai. Il fut un temps où je pensais que rire ne donnait pas l'impression d'être sobre. J'avais donc l'habitude de moins rire. Mais j'ai maintenant découvert qu'il est tout à fait normal de rire quand on en a l'occasion. Il s'agit simplement d'être soi- même.

Si vous avez du mal à vivre, il y a beaucoup de gens dans le monde qui essaient de vous faciliter la vie.

> *"Le rire est un bon exercice. C'est comme faire du jogging à l'intérieur." - Kurt Vonnegut."*

Pleurer

Tout comme le rire, les pleurs sont aussi une expression. Donc, si vous avez envie de pleurer, allez-y et pleurez. Si vous n'êtes pas à l'aise pour le faire en
En cas d'absence d'autres personnes, vous pouvez pleurer seul dans un endroit isolé.

> *"Les larmes sont les douches d'été de l'âme."*
> *- Alfred Austin*

Être Actif

La vie est très courte. Il se peut que vous ne passiez même pas un siècle. Et vous devriez vraiment essayer d'accomplir quelque chose au cours de votre vie. Alors, continuez à avancer.

Certaines situations de la vie peuvent vous ralentir ou diminuer votre motivation. Mais vous devriez vraiment vous efforcer d'être toujours actif.

> *"En étant actif tous les jours, il est plus facile d'entendre sa voix intérieure." - Haruki Murakami"*

Soyez Comme Une Rivière Et Suivez Le Courant

Je Suis Toujours Fasciné Par Les Rivières. La Façon Dont Elles Continuent À Couler Par Tous Les Temps Et Sur Tous Les Terrains Est Particulièrement Étonnante À Voir. Il Y A Tant D'obstacles Qui Se Dressent Sur Leur Chemin, Mais Elles Continuent À Couler.

Si vous pouvez faire de votre vie une rivière, votre vie peut être meilleure que celle que vous vivez aujourd'hui. Par ailleurs, si vous n'êtes pas très actif, vous risquez d'être exposé à de nombreuses maladies dans ce monde moderne. Alors, pourquoi ne pas couler comme une rivière et nourrir la vie de ceux que vous rencontrez au cours de votre voyage ? Je dis qu'il n'y a rien de tel !

> *"Je n'avais aucun projet de destination. Je souhaite couler comme une rivière." - Lailah Gifty Akita*

Être Généreux

Le monde est formé pour devenir un consommateur - on reçoit des bonbons quand on est enfant, les établissements d'enseignement donnent des connaissances, les banques accordent des prêts, la télévision donne des divertissements et des informations, les entreprises donnent des salaires, et ainsi de suite. En vieillissant, on devient encore plus consommateur. de plus gros consommateurs. Il n'y a pas de limite à cela.

Votre vie peut être différente si vous envisagez de devenir producteur.

Avez-vous essayé de faire des recherches sur quelque chose et de partager ces connaissances avec quelqu'un ? Avez-vous déjà pensé à créer un produit qui pourrait aider d'autres personnes ? Avez-vous essayé de rendre quelqu'un d'autre heureux ? Avez-vous donné un repas à un nécessiteux ? Vous n'avez pas besoin d'être riche ou d'avoir beaucoup de succès pour le faire. Vous pouvez faire tout cela à votre échelle.

Vous devenez ainsi un et c'est là que la magie commence. Vous commencerez alors à ressentir la joie de donner.

"On vit de ce que l'on obtient, mais on vit de ce que l'on donne." - Winston Churchill

S'asseoir À La Place Du Conducteur

La plupart des gens dans ce monde n'ont pas de plan propre. Et ils s'intègrent simplement dans le projet de quelqu'un d'autre. Il n'y a rien de mal à cela, si cette approche est évidente dans une petite partie de votre vie.

Vous pouvez certainement rejoindre une entreprise en tant qu'employé, être payé et contribuer à la mission d'une entreprise. Vous pouvez également accompagner un ami lors de son voyage à Hawaï ou à Miami. Mais ce schéma ne doit pas être la marque significative de votre vie dans son ensemble.

Ne laissez pas les autres prendre les décisions importantes de votre vie. Tout le monde dans ce monde cherche son intérêt et ignorera peut-être vos pertes ou vos désavantages dans le processus. Il est donc impératif que vous sauvegardiez vos intérêts.

Cela dit, vous pouvez toujours écouter les idées, les projets, les rêves, etc. des autres. Toutefois, c'est vous qui devez prendre les décisions majeures de votre vie.

"Vous voulez être au volant de votre propre vie parce que si vous ne l'êtes pas, c'est la vie qui vous conduira." - Oprah Winfrey

Choisir Le Bonheur Plutôt Que Le Plaisir

Il y a une différence entre le bonheur et le plaisir.

Le plaisir, c'est lorsque vous vous êtes senti bien après avoir acheté une voiture de luxe. Le bonheur, c'est lorsque votre travail a amélioré la vie de millions de personnes.

S'asseoir sur une plage avec ses amis et profiter de la brise, c'est le bonheur. Gagner à la loterie n'est pas vraiment le bonheur.

On peut trouver le bonheur dans les plus petites choses de ce monde. Il n'est pas nécessaire d'être milliardaire pour cela. Mais vous devez absolument avoir un état d'esprit qui vous permette d'identifier et d'éprouver ce bonheur.

Et pour être clair, je suis d'accord pour dire que des personnes différentes trouvent le bonheur dans des choses différentes. Ce que j'essaie de dire, c'est qu'il faut faire la distinction entre le bonheur et le plaisir et donner la priorité au bonheur.

D'ailleurs, vous pouvez toujours rêver d'acheter un yacht ou un jet. Il n'y a rien de mal à cela. Mais ne passez pas à côté du bonheur sur le chemin de vos rêves. Et n'attendez pas d'être riche pour être heureux.

Un autre point important à noter ici est que lorsque vous êtes en bonne santé, vous êtes implicitement heureux. Soyez donc en bonne santé et vous augmenterez l'indice de bonheur de votre vie.

*"Le bonheur est différent du plaisir.
Le bonheur a quelque chose à voir
avec lutter, supporter et accomplir."*

- George A. Sheehan

Ne Cessez Pas De Rêver

Lorsque vous étiez petit, je parie que vous auriez certainement rêvé de devenir grand et d'accomplir des exploits incroyables. Mais au fur et à mesure que Avec le temps, ces rêves ont été tués. Soit vous l'avez tué vous- même, soit le monde a contribué à le tuer.

Quelle que soit la raison pour laquelle vos rêves se sont évaporés, vous pouvez toujours rêver.

Nous avons tous entendu parler de noms populaires comme Elon Musk et Bill Gates.

Vous connaissez aussi des stars célèbres comme Christiano Ronaldo, Lionel Messi, Jennifer Lopez, Selena Gomez, Taylor Swift, Justin Bieber et J.K. Rowling.

Toutes ces personnes ont réussi parce qu'elles ont maintenu leurs rêves en vie malgré toutes les adversités et tous les problèmes qu'elles ont rencontrés année après année.

Il n'y a donc aucune raison pour que vous cessiez de croire en notre rêves. Et si vos rêves n'existent plus, il est temps de les faire revivre.

*"Ne cessez jamais de rêver. Ne cessez jamais
d'écouter la musique qui est en vous."
- Debasish Mridha*

VIVRE UNE VIE PLUS ÉLEVÉE

"La simplicité de la vie et la hauteur de la pensée mènent au plus grand bonheur."

- Paramhansa Yogananda

Trouver Un But

Avez-vous rencontré quelques personnes qui sont très motivées dans ce qu'elles font ? Et puis, il y en a d'autres qui semblent se traîner pour accomplir le moindre travail.

Trouvez votre raison d'être et vous deviendrez une personne très motivée. Il y a de fortes chances que vous commenciez même à vous sentir beaucoup plus énergique dans votre vie et votre travail.

Pour certains, l'objectif peut être de faire de leur enfant un médecin, tandis que pour d'autres, il peut s'agir de vivre une vie équilibrée.

La liste est infinie. Vous êtes le seul à pouvoir trouver votre but ; personne d'autre ne peut le faire à votre place.

S'associer À Une Cause Sociale

Il est vrai que tout le monde ne peut pas diriger et que tout le monde ne peut pas lancer un mouvement. Et alors ? Tout le monde n'a pas besoin de cela non plus. Il existe déjà des tonnes d'entités prêtes à l'emploi qui font du bon travail dans de nombreux domaines pour rendre ce monde meilleur et améliorer la vie des gens. Tout ce que vous avez à faire, c'est de rejoindre le mouvement. C'est facile, non ?

Et vous ne devez pas nécessairement y consacrer du temps ; vous pouvez également y contribuer par une aide financière ou matérielle. En fait, l'assistance et l'association peuvent prendre des formes très diverses.

S'imprégner Des Valeurs

Si vous vivez une vie dépourvue de valeurs humaines fondamentales, alors vous Il est certain que vous ne vivez pas une vie agréable. Le pire, c'est que cela se répercute sur votre santé.

C'est comme si votre corps réagissait aussi à des choses qui ne sont pas alignées sur les principes de base de la vie humaine. Par exemple, vous pouvez voler un de sa richesse et devenir millionnaire par des moyens illégitimes ou en trichant. Mais au fond de vous, vous saurez que vous n'avez pas utilisé les bons moyens pour devenir riche. Cela peut certainement avoir des répercussions négatives sur votre santé.

Certaines des valeurs que je peux vous suggérer d'intégrer dans votre vie sont : l'intégrité, le respect, l'honnêteté, la gentillesse, la gratitude, le pardon, l'authenticité, la compassion, l'empathie, l'égalité, le courage.

TIRER PARTI D'UN SOUTIEN EXTÉRIEUR

"Ne souffrez pas en silence. Quelqu'un, quelque part, est prêt à vous aider de quelque manière que ce soit pour vous encourager, vous donner les moyens d'agir et vous soutenir."

— Germany Kent

Obtenir Une Assistance Médicale Si Nécessaire

Il y a beaucoup de choses que vous pouvez résoudre. Si vous aviez le temps de tout apprendre, vous n'auriez peut-être pas besoin d'une personne spécialisée pour résoudre vos problèmes. Mais comme votre temps est limité et que vous ne pouvez pas tout apprendre en profondeur, pour les situations ou les problèmes pour lesquels vous ne pouvez pas faire de progrès pendant une longue période, vous pouvez envisager une assistance médicale.

Parlez-En À Une Personne De Confiance

On dit que le bonheur augmente et que la douleur diminue lorsqu'ils sont partagés. Vous pouvez donc envisager de partager certains de vos problèmes avec les personnes en qui vous avez confiance. Cela peut vous aider de deux manières : vous vous sentirez quelque peu soulagé et la personne pourra peut-être vous apporter des solutions que vous n'avez pas trouvées vous-même.

Dieu Est Toujours Là

Je sais qu'il y a des gens qui croient en Dieu et d'autres qui n'y croient pas. En outre, il y a aussi un ensemble de personnes qui ne croient ni ne mécroient en Dieu. Et chacun a le droit de croire en ses convictions.

Pour ceux qui croient en Dieu. Cette partie est pour vous.

Il y a des moments où les choses sont vraiment très difficiles.

Tout ce que l'on voit, c'est l'obscurité. Et il n'y a presque personne pour vous aider.

Ici, lorsque vous semblez avoir épuisé toutes les sources d'aide extérieure, le Tout Puissant existe encore pour vous. Allez donc le prier de vous soutenir et de vous accorder sa bienveillance dans ces circonstances éprouvantes. Et vous devrait sûrement voir la lumière au bout du tunnel.

Pour ceux qui ne sont pas sûrs ou ne croient pas en l'existence de Dieu, vous pouvez vous aussi vous concentrer sur les forces du monde en lesquelles vous croyez. Et cela peut vous aider à faire face aux situations difficiles de la même manière.

GÉRER LES RISQUES

"La clé de la gestion des risques est de ne jamais se mettre dans une position où l'on ne peut pas vivre pour se battre un autre jour."

— Richard S. Fuld, Jr.

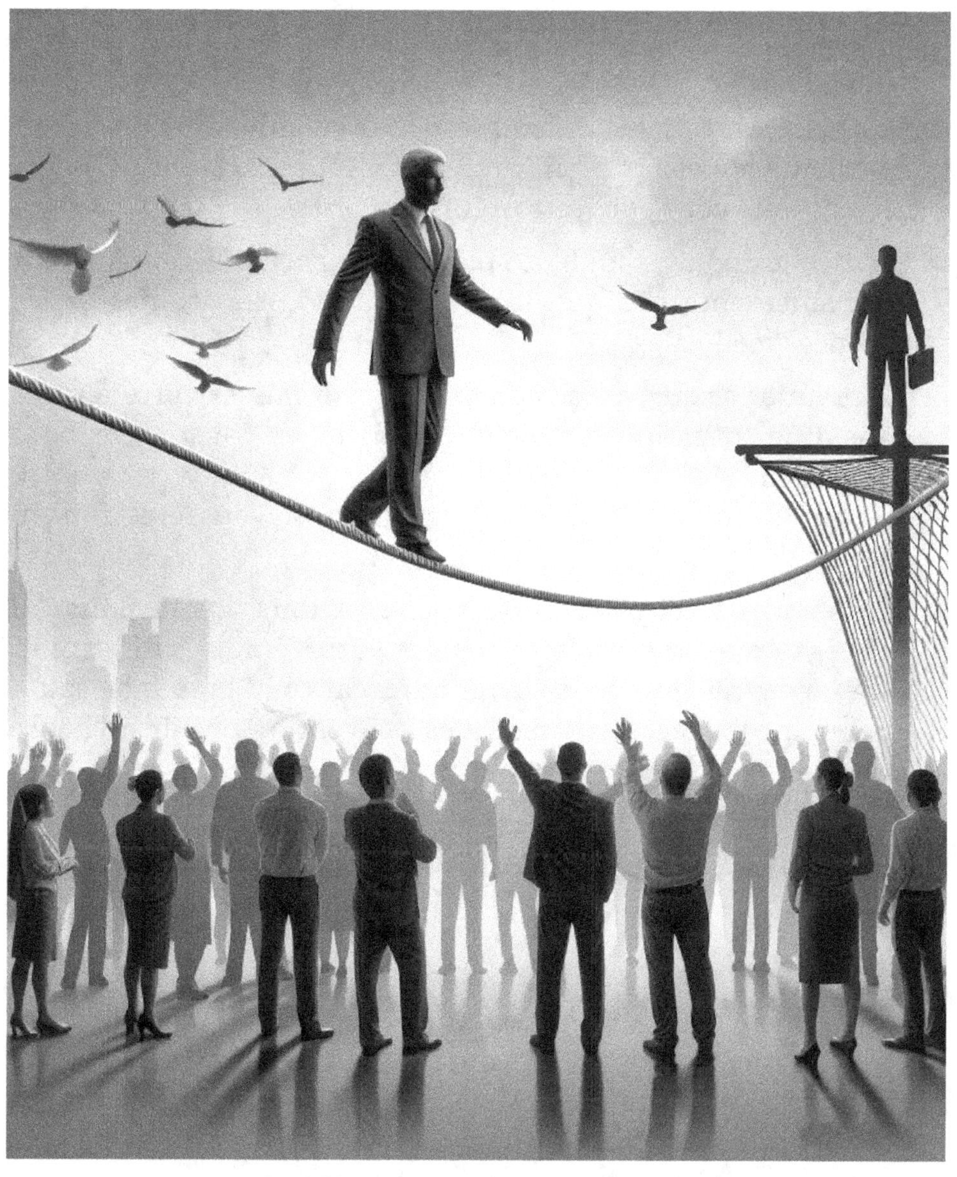

Si vous considérez votre vie comme un projet, elle comportera également des risques.

Le risque, en termes simples, est tout ce qui est incertain. Et si vous ne pouvez pas gérer tous les risques de la vie, il y en a certains que vous pouvez absolument gérer.

Les risques dont je souhaite parler plus particulièrement sont les événements tels que les pertes de vies humaines et les urgences médicales.

Le premier risque, s'il se concrétise, peut laisser votre famille dans une situation financière difficile si vous n'avez pas d'assurance vie.
Il s'agit de particulièrement important si vous êtes le seul soutien de famille.

Le second risque peut réduire à néant tous vos revenus ; il peut également vous laisser, vous et votre famille, sans argent. Cela ne devrait pas vous surprendre, car tout le monde sait à quel point les factures médicales peuvent s'alourdir à l'heure actuelle.

Envisager D'opter Pour Une Assurance De Base

Ainsi, afin de réduire vos inquiétudes, il est fortement recommandé d'utiliser des outils tels que l'assurance-vie et l'assurance-maladie. Il n'est pas nécessaire d'opter pour les couvertures les plus coûteuses. Mais au minimum, une couverture de base est recommandé pour tous.

Bien que les assurances susmentionnées n'améliorent pas votre santé directement, il vous apportera certainement un peu de sérénité, ce qui contribuera indirectement à votre santé.

Passer Des Examens De Santé De Routine

On dit que "prévenir, c'est guérir" et ce dicton est devenu un cliché. Mais cela n'enlève rien à son importance. Pourtant, la plupart d'entre nous n'y adhèrent pas vraiment.

De nombreuses personnes ne font rien pour lutter contre leurs maladies lorsqu'elles en sont au stade initial. Et ils en paient le prix fort par la suite.

Bien entendu, je ne recommande pas de faire des tests 365 jours par an. Et je ne vous demande pas non plus de subir des tests le jour suivant l'apparition d'un problème. Mais, pour tout En cas d'inconfort ou de signes fournis par votre corps, vous devriez subir des tests et consulter un praticien agréé après quelques jours ou un mois (en fonction du problème) afin de détecter les problèmes lorsqu'ils sont jeunes, et non lorsqu'ils deviennent graves.

Lorsque le problème devient chronique, il vous faudra beaucoup plus de temps, d'efforts et d'argent pour y remédier. Ce sera également difficile.

Essayer De Prévenir Les Maladies Liées À La Vieillesse

Il existe des maladies dont le risque de survenue augmente avec l'âge. Bien qu'il n'y ait pas de règle absolue, il n'existe pas d'ensemble fixe de maladies dans ce groupe. Mais selon certaines études et recherches, certaines de ces maladies représentent un risque certain pour la santé.

C'est pourquoi il est important d'essayer de prévenir son apparition.

Les crises cardiaques, la démence, le diabète, les maladies des yeux, les calculs rénaux, les maladies de la peau et les problèmes osseux et articulaires sont quelques-unes des
maladies les plus fréquentes chez les personnes âgées. Mais si

vous suivez les lignes directrices fournies dans ce livre, vous devriez être en bonne position pour prévenir leur apparition. Dans le pire des cas, vous serez au moins en mesure d'en diminuer la gravité ou de les traiter à leur stade initial. les premiers stades.

C'est là que votre régime alimentaire, l'exercice physique, les examens de santé réguliers et la discipline vous sont d'un grand secours. Prenez de bonnes habitudes afin d'éviter les maladies typiques liées à l'âge.

NOTE DE FIN

Alors que nous arrivons à la fin de ce livre, j'aimerais vous faire part d'une dernière chose. Il s'agit de l'importance de faire des efforts.

De nombreuses personnes dans le monde souffrent de problèmes de santé, la plupart du temps. Parce qu'ils ne font pas d'efforts. Si vous ne faites pas d'efforts conscients pour améliorer votre santé, vous n'irez que vers les maladies et la mauvaise santé.

Il est plus facile de s'asseoir sur le canapé et de regarder la télévision. Et pour les bonnes choses, il faut faire des efforts.

Ainsi, avec toutes les connaissances partagées dans ce livre, c'est à vous de faire les efforts nécessaires en direction de la santé. Certes, ce n'est peut-être pas facile. Mais le jeu en vaut la chandelle.

Tous nos vœux de santé et de bonheur !

FAQ

1. Pourquoi le jaggery est-il considéré comme plus sain que le sucre ?

Réponse : Le Jaggery est considéré comme plus sain que le sucre pour plusieurs raisons. Elles sont énumérées ci-dessous.

Teneur en nutriments : Le jaggery, qui est un sucre non raffiné, retient davantage de minéraux tels que le fer, le calcium, le potassium, le magnésium, le manganèse, le zinc et le sélénium contenus dans le jus de canne à sucre. Le sucre, quant à lui, perd ces nutriments au cours de son processus de raffinage.

Digestion : Le jaggery est un sucre complexe qui se digère lentement, évitant ainsi un pic rapide de la glycémie. Au contraire, Le sucre est absorbé instantanément, ce qui entraîne des pics de glycémie soudains.

Source de fer : Le jaggery est une bonne source de fer d'origine végétale, qui est important pour la fonction musculaire et l'augmentation de l'énergie.

Gestion du poids : Le jaggery peut stimuler le métabolisme et aider à brûler les graisses, alors que le sucre peut entraîner une prise de poids en raison de pics soudains de glycémie.

Renforcement de l'immunité : Le jaggery est riche en antioxydants qui contribuent à renforcer l'immunité et à réduire le risque de maladies telles que le cancer et la démence. Il contribue également à réduire les signes de vieillissement. Le sucre, en revanche, apporte des calories vides sans valeur nutritionnelle.

Traitement des rhumes et des infections : Les propriétés nettoyantes et antiallergiques du Jaggery peuvent aider à traiter le rhume, la toux et l'asthme en éliminant les toxines et le mucus des poumons et des voies respiratoires. Le sucre ne possède pas ces propriétés.

Veuillez noter que si le jaggery présente ces avantages, il reste une forme de sucre et doit être consommé avec modération.

Consultez toujours un professionnel de la santé ou un diététicien pour obtenir des conseils personnalisés.

2.   J'approche de la cinquantaine. Puis-je faire du sport ?

Réponse : L'âge ne doit pas être une contrainte, sauf si vous avez des problèmes ou une maladie qui vous empêchent de pratiquer un sport. Vous pouvez jouer à des jeux amicaux ou pratiquer des sports de faible intensité. La natation en est un bon exemple.

3.   J'ai trompé quelqu'un pour devenir riche. Que dois-je faire ?

Réponse : En premier lieu, vous n'auriez pas dû emprunter cette voie.

Mais maintenant que vous avez déjà trompé quelqu'un et Si vous devenez riche, vous pouvez essayer de restituer la richesse (capital et intérêts) à la personne. Comment et combien ? C'est une question que vous devrez résoudre.

En outre, puisque vous avez identifié vos actions négatives, vous devez les réparer. Et vous pardonner. Veillez également à choisir de meilleures voies pour vos objectifs futurs.

4.   Combien de temps dois-je attendre avant de prendre une aide médicale extérieure pour un problème de santé ou un objectif ?

Réponse : tout dépend de vous et du problème. Si vous avez de la fièvre, vous pouvez consulter pendant quelques jours.
si vous avez un peu d'acné sur le visage, vous pouvez voir pendant quelques semaines ; si vous vous êtes effondré en montant les escaliers, vous devez aller immédiatement ; si vous prenez 1 kg de poids supplémentaire en un an, vous pouvez suivre l'évolution de votre poids pendant un an avant de consulter un médecin.

Il ne s'agit là que d'idées et d'exemples. Vous êtes la personne la mieux placée pour décider, en fonction du problème et de sa gravité, quand il convient de faire appel à une aide extérieure.

5.   En dehors de ce qui précède, que puis-je faire d'autre pour ma santé et ma forme physique ?

Réponse : Vous pouvez essayer de passer plus de temps avec la nature. Prenez par exemple la lumière du soleil. S'imprégner de la lumière chaude du soleil à l'aube et au crépuscule peut être extrêmement bénéfique pour la santé.

Outre les bains de soleil, la visite d'une forêt verdoyante, le camping au bord d'une rivière, le trekking en montagne et les plaisirs de la mer La brise peut également être très rafraîchissante et rajeunissante pour l'ensemble de l'organisme.

6.   Pouvez-vous donner un exemple d'association à une cause sociale ?

Réponse : Vous pouvez travailler comme enseignant bénévole dans une école pour enfants défavorisés. Vous pouvez passer du temps avec des personnes dans une maison de retraite. maison de retraite. Vous pouvez faire un don à un fonds d'aide. Il en existe de nombreux.

7.   Je ne suis pas très riche. Comment puis-je faire un don pour une cause ?

Réponse : il n'est pas nécessaire d'être millionnaire pour faire un don. Si vous avez 100 dollars, ne pouvez- vous pas donner 1 dollar à une personne dans le besoin? Il suffit d'avoir un grand cœur pour faire un don.

Remarque : je ne vous demande pas de faire don de toute votre fortune. Mais de donner un montant proportionnel à votre richesse.

8.   Je suis une femme et je ne trouve pas assez de temps pour faire de l'exercice après toutes les tâches quotidiennes ?

Réponse : Nous disposons tous de 24 heures par jour. Personne n'en a moins ou plus. Tout dépend de nos priorités. Si vous pensez que la santé est l'une de vos priorités, vous devez lui consacrer du temps.

9. Quel est le meilleur exercice selon vous ?

Réponse : c'est votre choix personnel. Toutefois, à mon avis, il est préférable de combiner différentes formes d'activités - sport, gymnastique, yoga, étirements, course à pied, etc. Cela permet de rester motivé et engagé. Car si vous faites le même exercice ou la même activité si vous vous contentez d'un travail quotidien pendant des semaines et des mois, il y a de fortes chances que vous vous ennuyiez.

10. Je bois beaucoup. Dois-je arrêter complètement de boire ?

Réponse : Tout excès peut avoir des effets néfastes sur la santé. L'excès d'alcool est à éviter.

Il serait préférable que vous réduisiez progressivement votre consommation d'alcool et que vous la mainteniez à un niveau minimum.

11. Je souffre d'une mauvaise santé depuis de nombreuses années. Puis-je améliorer ma santé ?

Réponse : pourquoi pas ? Si vous faites des efforts dans la bonne direction, vous devriez certainement être en mesure d'améliorer notre santé.

L'amélioration ne sera peut-être pas radicale et prendra du temps.

12. Je veux me réveiller tôt. Mais je n'y arrive pas, même si je mets une alarme ?

Réponse : le fait est qu'il est très difficile de se réveiller tôt si l'on dort tard. Prenez donc la peine de vous coucher tôt et votre horloge biologique s'adaptera progressivement aux nouveaux horaires.

13. Je n'ai pas bu assez d'eau par jour ? Comment puis-je boire suffisamment d'eau chaque jour ?

Réponse : 3-4 litres d'eau par jour sont recommandés pour la plupart des les gens. Vous pouvez conserver plusieurs bouteilles d'un litre et l'utiliser pour suivre votre consommation quotidienne d'eau.

14. L'utilisation des écrans peut-elle avoir un impact sur ma santé ?

Réponse : Oui, un temps d'écran excessif peut avoir des effets néfastes sur la santé. Faites des pauses fréquentes et évitez les l'utilisation des écrans. Essayez de passer plus de temps de votre journée loin des écrans.

15. J'ai maintenant 65 ans. Est-il utile d'améliorer ma santé maintenant ?

Réponse : Vous pouvez vous demander pourquoi vous devez vivre avec une mauvaise santé. L'âge de 65 ans ne signifie pas que votre vie est terminée.

Si vous restez en forme à cet âge, vous vivrez mieux le reste de votre vie. Sinon, vous ne savez peut-être pas combien de temps vous vivrez et continuerez à souffrir d'un manque de santé.

16. Les suggestions et les conseils contenus dans ce livre s'adressent-ils à un groupe d'âge particulier ?

Réponse : Non, les informations fournies dans ce livre peuvent être utilisées par tous les groupes d'âge. Il s'agit de suggestions générales que chacun doit adapter à ses propres besoins.

Quel que soit votre âge, les informations contenues dans ce livre devraient vous aider à vieillir en bonne santé.

17. Y a-t-il tant de domaines où l'on peut travailler pour être en bonne santé ? Ne puis-je pas me contenter d'aller à la salle de sport pour être en bonne santé ?

Réponse : vous pourrez peut-être développer votre force physique, mais celle-ci ne durera pas très longtemps après que vous aurez cessé de fréquenter la salle de sport. Il est donc très probable que cela ne suffise pas à vous aider à acquérir une forme physique complète.

Par ailleurs, votre santé globale englobe votre santé physique, mentale, émotionnelle, financière, sociale et spirituelle.

Ainsi, en travaillant de manière équilibrée dans tous les domaines de votre vie vous aidera à atteindre une santé holistique et vous permettra de vivre une expérience de vie beaucoup plus riche.

18. Pouvez-vous nous recommander un bon site web sur la santé et la forme physique ?

Réponse : il y en a beaucoup. Je trouve que Healthline est une excellente source d'informations sur les questions de santé.

19. J'ai du mal à manger beaucoup d'aliments pour avoir une alimentation équilibrée. Que dois-je faire ?

Réponse : Bien qu'il n'y ait pas d'excuse pour ne pas avoir une alimentation équilibrée, il existe certains produits alimentaires que vous pouvez consommer pour compenser. Les super-aliments comme l'œuf peuvent s'avérer utiles dans de tels cas. Ils contiennent plusieurs nutriments importants dans le même produit.

20. Je n'ai pas beaucoup d'argent ? Puis-je encore vieillir en bonne santé ?

Réponse : Il n'est pas nécessaire d'être millionnaire pour rester en bonne santé. Cependant, vous devez également disposer d'un niveau de base de bien-être financier pour contribuer à votre santé.

Si vous êtes pauvre, vous pouvez tout de même atteindre et conserver une bonne santé. Mais il sera très difficile de rester en bonne santé sans un minimum de bien-être financier.

27. Existe-t-il des moyens de se détendre lorsque l'on se sent stressé ou mal à l'aise ?

Réponse : Vous pouvez également essayer d'activer votre nerf vague, ce qui peut vous amener à vous sentir plus détendu et plus calme.

Pour ce faire, asseyez-vous sur une chaise, le dos droit, les mains posées sur les cuisses.

Inspirez profondément pendant 6 fois, puis retenez votre respiration pendant 4 fois, expirez ensuite en comptant jusqu'à 8 fois et maintenez cette position pendant 6 fois. Répétez le cycle pendant 5 à 10 minutes et vous devriez ressentir calme et relaxation.

Vous pouvez également faire cet exercice dans la position Sukhasana.

MERCI !

J'espère que ce livre vous aura aidé de manière positive dans votre voyage vers la santé et le bien-être.

Si ce livre vous a été utile, n'hésitez pas à le partager avec vos amis, vos collègues et votre famille.

Otros libros de Shiv Kumar

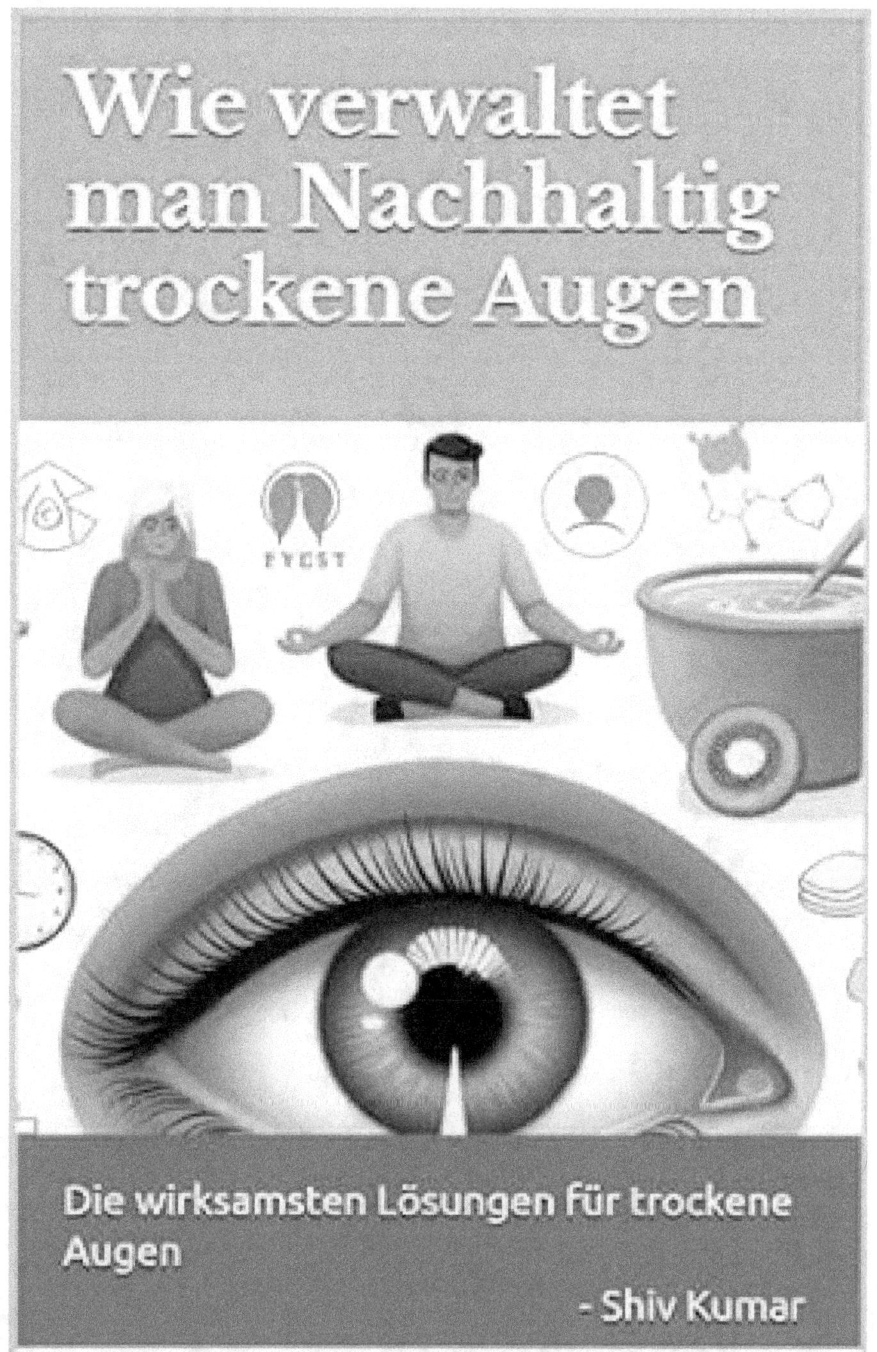

Cómo Gestionar Ojos Secos de Forma Sostenible

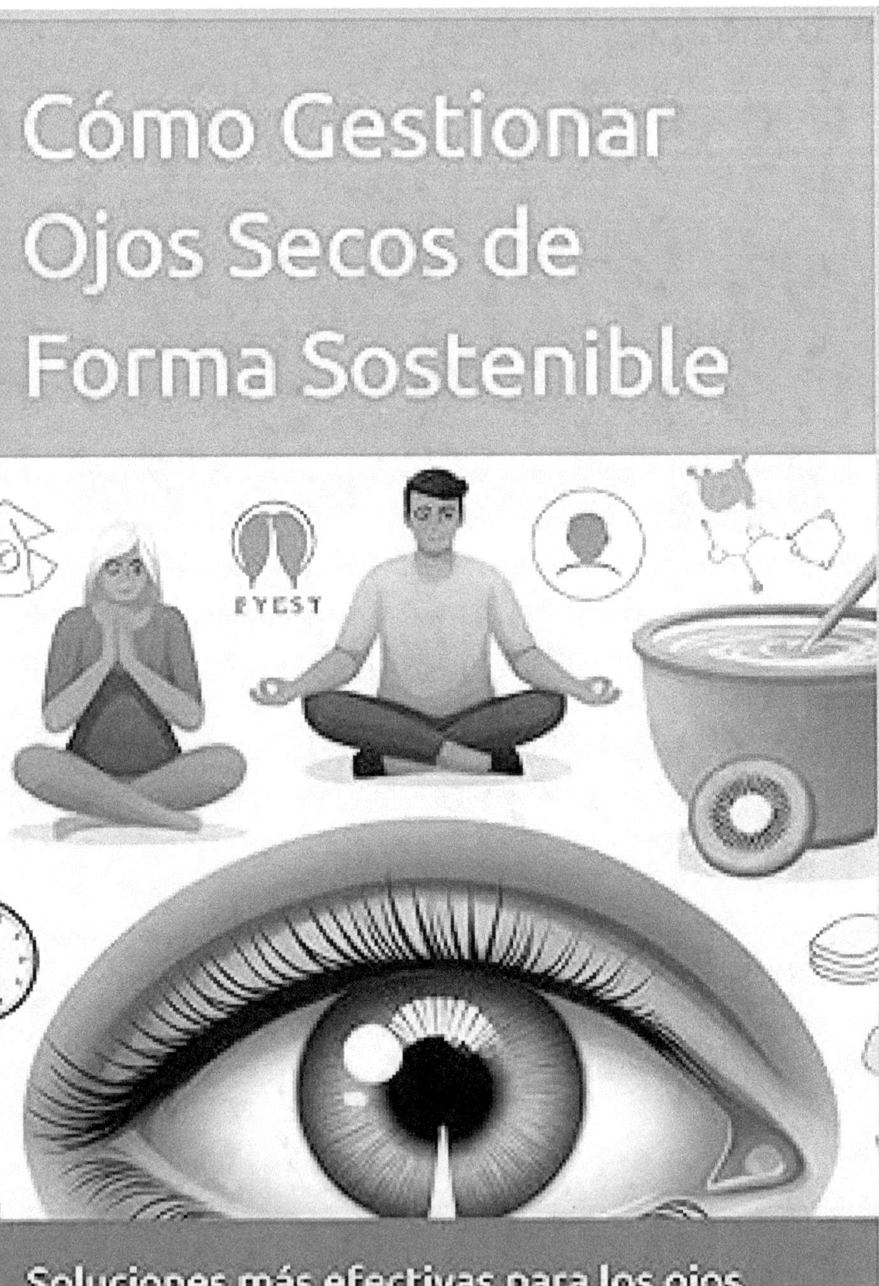

Soluciones más efectivas para los ojos secos

-Shiv Kumar

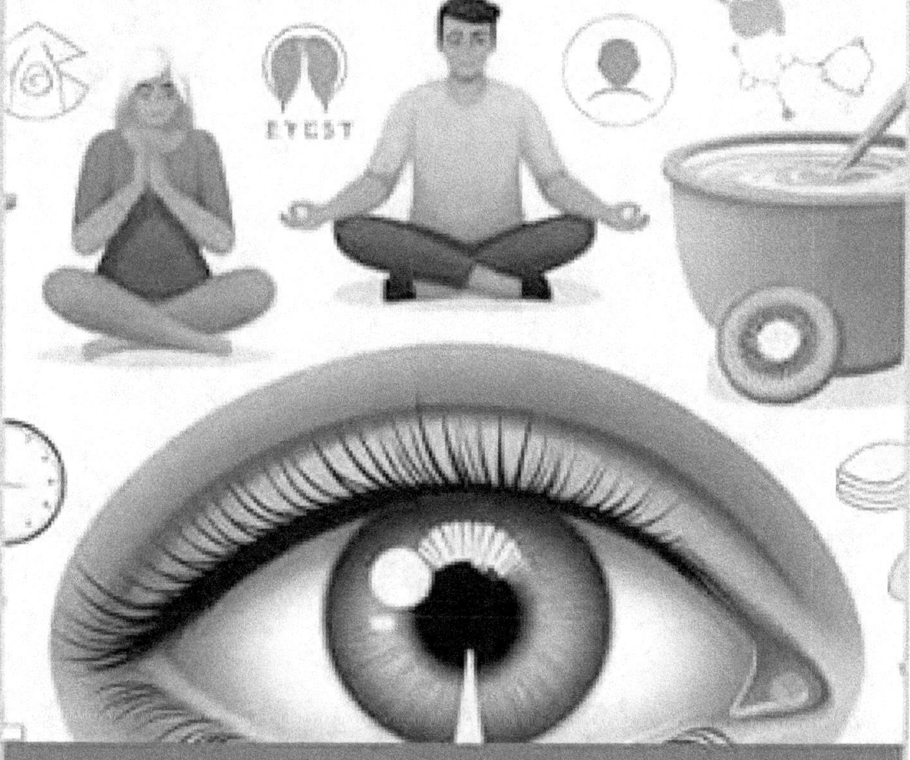
HOW TO MANAGE DRY EYES SUSTAINABLY
Most Effective Solutions for Dry Eyes
- Shiv Kumar

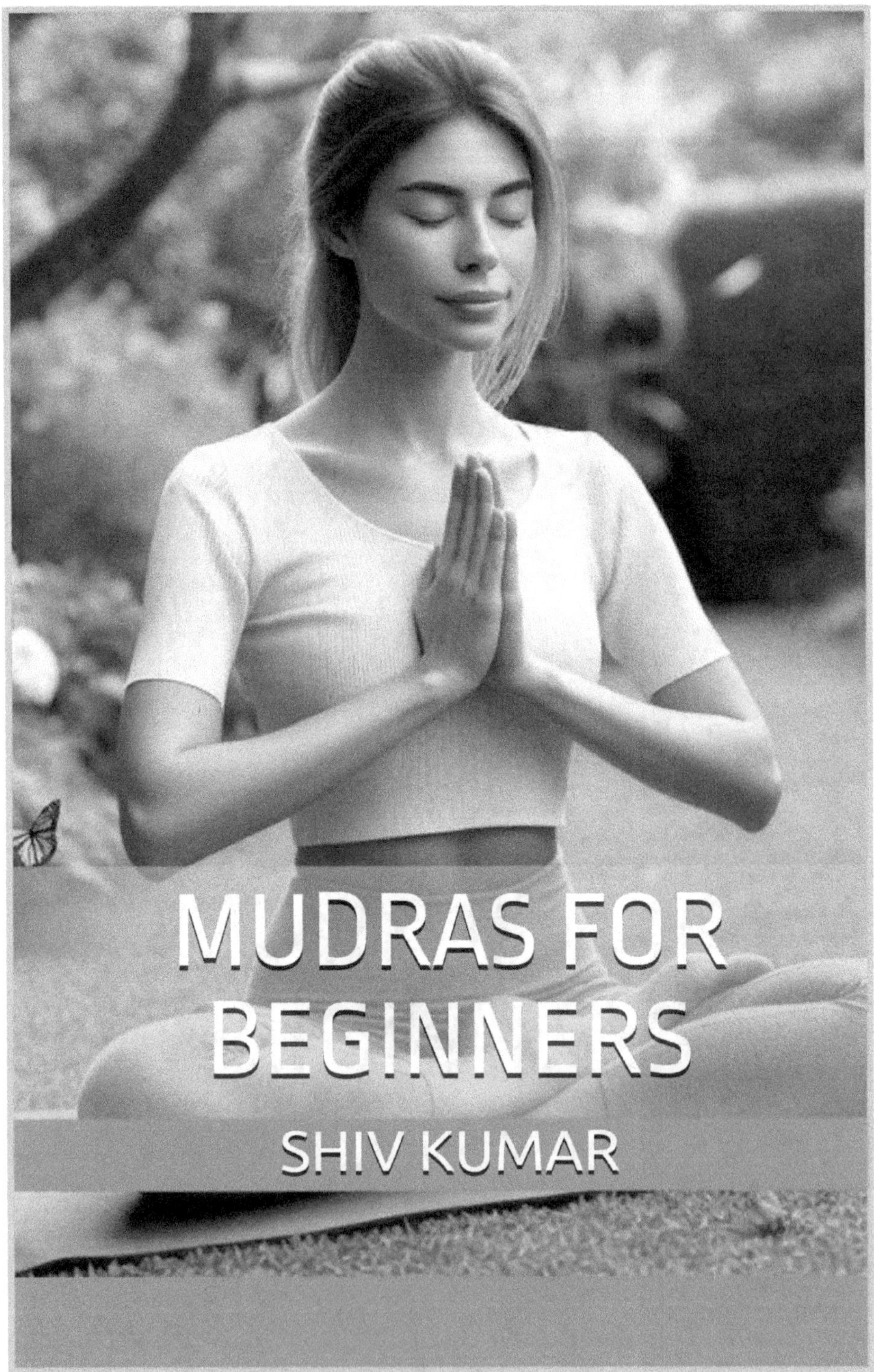
MUDRAS FOR
BEGINNERS
SHIV KUMAR

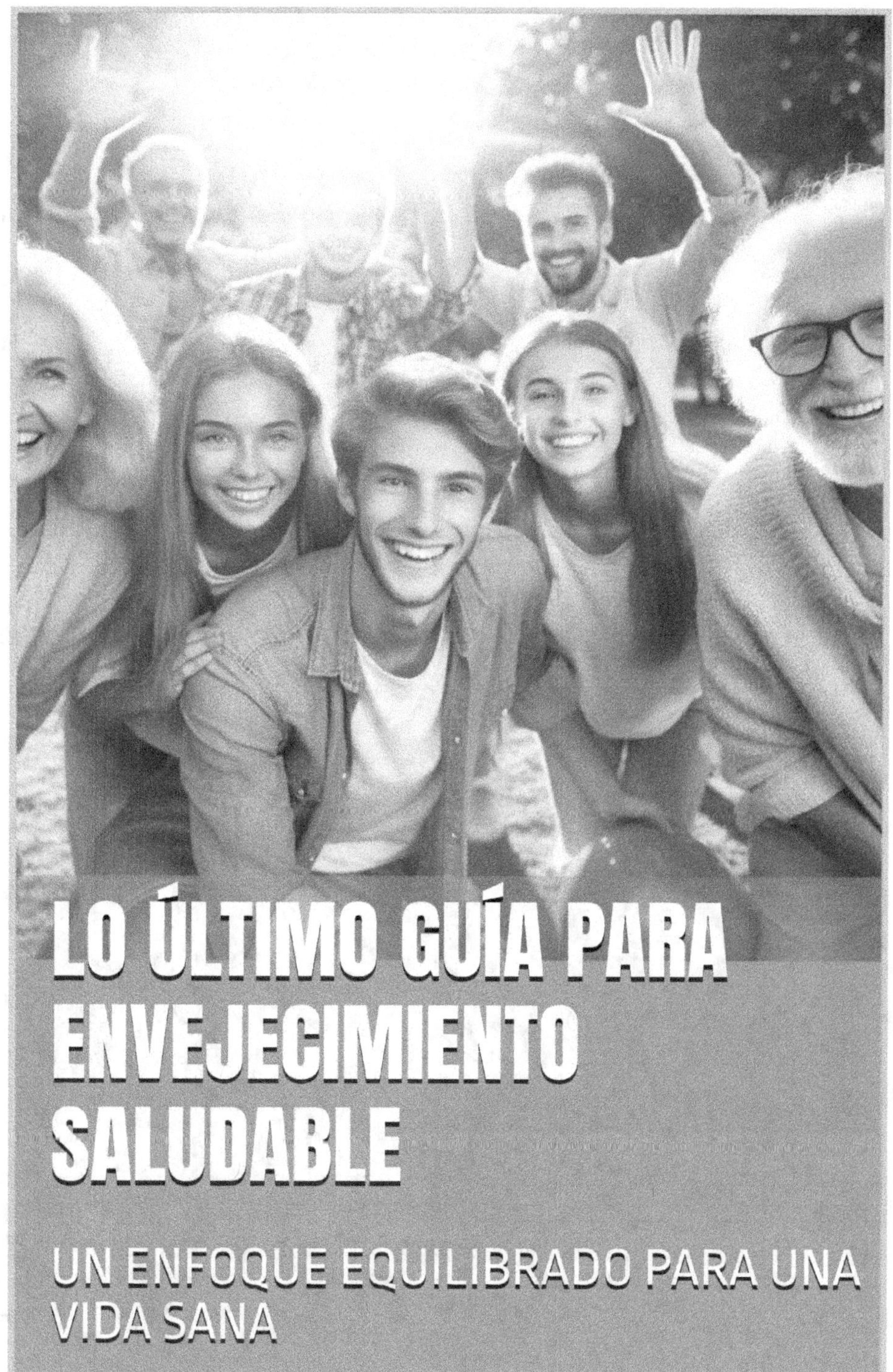
LO ÚLTIMO GUÍA PARA ENVEJECIMIENTO SALUDABLE
UN ENFOQUE EQUILIBRADO PARA UNA VIDA SANA

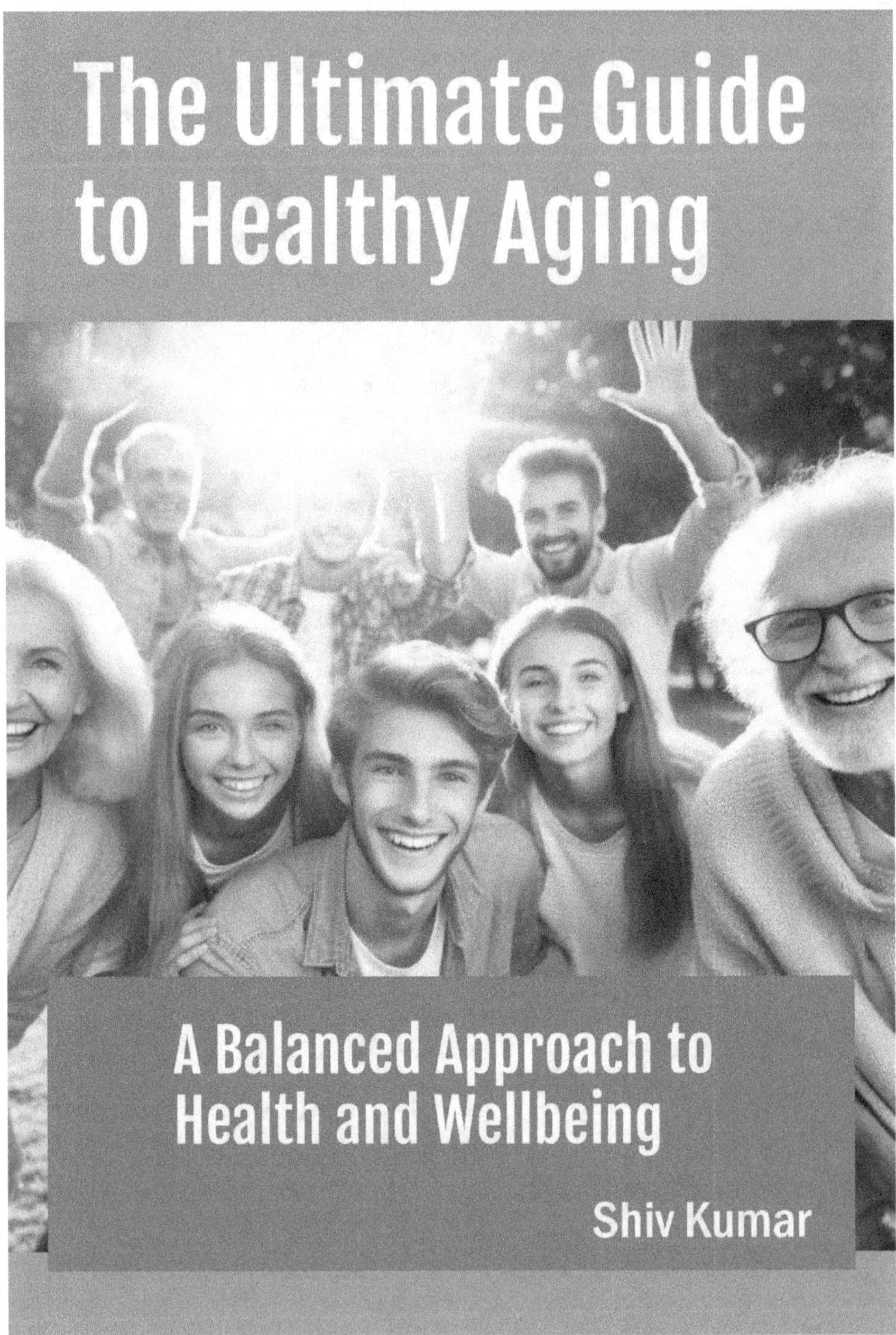
The Ultimate Guide
to Healthy Aging
A Balanced Approach to
Health and Wellbeing
Shiv Kumar